I0000551

EAUX MINÉRALES

DE LAVARDENS.

Ie 163
1029

NOTICE

SUR

LES EAUX MINÉRALES

DE LAVARDENS

(GERS).

> Le traitement des eaux minérales
> employées à leurs sources est, sans con-
> tredit, de tous les secours de la méde-
> cine, le mieux en état d'opérer, pour le
> physique et le moral, toutes les révolu-
> tions nécessaires et possibles dans les
> maladies chroniques.
>
> (THÉOPHILE DE BORDEU. *Recherches
> sur les Eaux min. des Pyr.*)

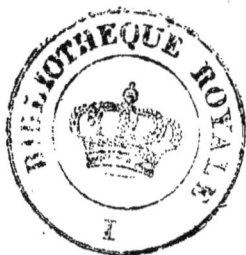

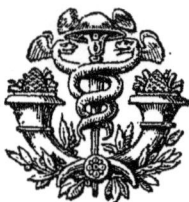

AUCH,
IMPRIMERIE DE J. FOIX, RUE NEUVE.
1846.

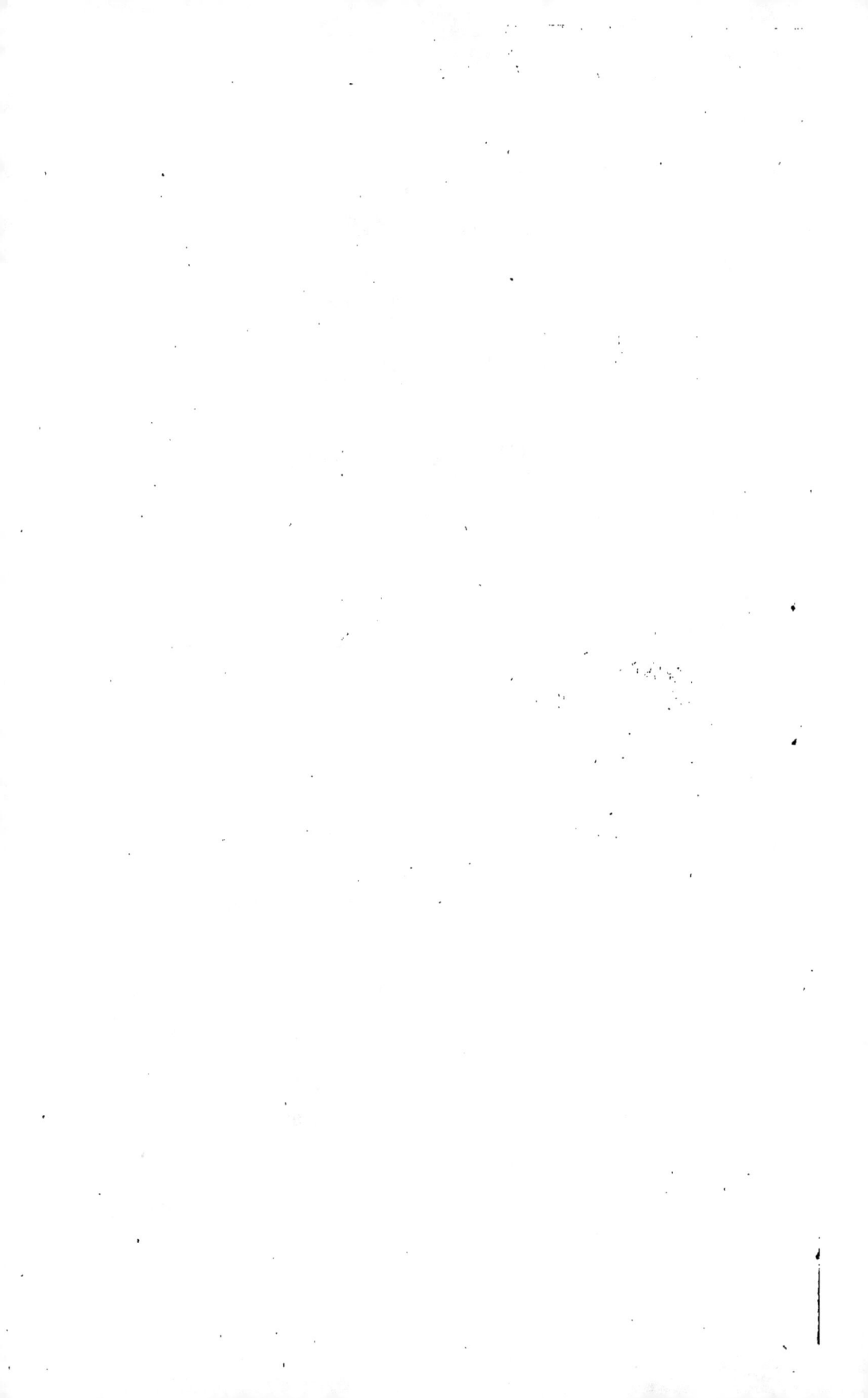

NOTICE

LES EAUX MINÉRALES

DE LAVARDENS

(GERS).

Echappée naguère aux idées systématiques de
l'école de Broussais, la médecine a senti le besoin
de reporter un pas en arrière, pour revenir, tout
en s'éclairant du flambeau des connaissances moder-
nes, vers les idées de l'ancien temps. De cette réaction bien légitime est née l'étude approfondie des
moyens curatifs, mis en pratique par les médecins
du moyen-âge et de l'antiquité. Parmi ces moyens,

nuls ne méritaient d'être pris en plus sérieuse considération que ces agents simples et naturels que la
main prodigue de la Providence a semés à profusion
sous nos pas ; nous voulons parler des eaux minérales. Personne n'ignore en effet combien étaient
grandes la confiance et la réputation dont elles ont
joui chez tous les peuples et notamment chez les
Romains. Cette vérité serait attestée au besoin par
la grandeur et la magnificence des Thermes, que ces
maîtres du monde firent construire pour en faciliter
l'usage, et par le grand nombre de temples et d'au-
tels qu'ils érigèrent en leur honneur.

Aujourd'hui on a généralement renoncé à cette
orgueilleuse prétention de vouloir tout expliquer.
Ce n'est plus la connaissance des principes minéra-
lisateurs, mis en évidence par la main habile du chimiste, qui sert seule de base au jugement que les
esprits les plus éminents dans la science portent
sur le mérite des eaux minérales en général ; c'est
sur l'observation bien étudiée de leur application à
la cure des maladies que ce jugement est fondé. Il
est des secrets que la nature s'est réservés, et qui, il
faut bien le dire, malgré les progrès toujours crois-

sants des sciences physiques nous resteront longtemps inconnus. Parmi ces secrets il n'en est point
de plus obscurs et de plus cachés que le mode d'agir
des eaux minérales. Certes, il n'est pas difficile au
chimiste, même le moins expérimenté, de composer
une eau, contenant sous le même volume et égales
proportions, tous les principes de l'eau minérale de
Cauterets par exemple; mais est-il un seul médecin
qui puisse affirmer que cette eau factice remplira
les mêmes indications, produira les mêmes résultats
que l'eau de Cauterets naturelle? non sans doute.
C'est que, dans cette dernière, les principes sont com-
binés d'une manière toute particulière; ils ont reçu,
si nous pouvons nous exprimer ainsi, cette impul-
sion vitale que la nature imprime à toutes ses œu-
vres; ils se trouvent disposés sous le mode le plus favorable à leur assimilation à l'organisme animal,
caractères qui manquent nécessairement aux eaux
factices.

Les considérations qui précèdent étaient nécessaires pour faire comprendre pourquoi il se fait que
des eaux minérales qui, au premier aperçu et par
l'ensemble de leurs caractères physiques et chimi-

ques, semblent dépourvues de propriétés bien tranchées, obtiennent néanmoins, dans la pratique, des résultats aussi marqués, et pourquoi il arrive que ce n'est pas toujours celles qui sont les plus riches en principes qui réussissent le mieux. Tel est le cas de l'eau minérale de Lavardens, qui malgré l'absence de goût et d'odeur bien sensible, par exemple, n'en mérite pas moins la juste estime que des observations recueillies, tant dans un passé assez reculé que de nos jours, doivent nécessairement lui assigner.

La fontaine de Lavardens, dite Fontaine-Chaude, en patois *Hount Caoudo*, est située dans un vallon des plus frais et des plus riants, sur la rive gauche et à cinq mètres environ d'un ruisseau nommé *Coulèguo*; à partir de la fontaine le ruisseau dans lequel elle déverse ses eaux porte son nom jusqu'à sa jonction avec la *Guserde*, ruisseau qui vient de Lavardens; après cette réunion le ruisseau et la vallée qu'il parcourt jusqu'aux *Enclès*, sur la grande route d'Auch à Condom, portent le nom de la *Hountan*, mot patois qui rappelle le grand nombre de fontaines qui ont donné naissance à ce ruisseau (*Tant de*

Hounts). Cette vallée dans le sein de laquelle est pratiqué le chemin qui conduit au *Masca* et de là à la Fontaine-Chaude, court du levant au couchant; elle est bornée au nord par des coteaux assez bas et fort agrestes ; les coteaux qui la bornent au sud sont au contraire très boisés et présentent un aspect des plus pittoresques ; les alentours de la fontaine sont très couverts, ce sont de belles prairies entrecoupées de haies d'aubépine, très fourrées et d'une très grande élévation.

A 20 ou 30 mètres de la Fontaine-Chaude et de l'autre côté du ruisseau, il existe une autre source qui prend naissance au milieu d'un bassin de trois à quatre mètres de diamètre ; ce bassin est rempli d'une boue noirâtre. L'eau de cette source qui accuse exactement la même température que celle de la Fontaine-Chaude, laisse dégager lorsqu'on la secoue vivement dans un verre une légère odeur sulfureuse. Les boues contenues dans le bassin et qui semblent avoir quelques analogies avec les boues de *Barbotan* ont été employées avec succès, sous forme de topique, contre plusieurs maladies externes. C'est, sans contredit, à ces boues et non à celles qui sont à une assez grande distance de la Fontaine-Chaude, et hors des limites de la commune de Lavardens (*comme on l'a imprimé par erreur dans une brochure publiée au sujet d'un établissement voisin*), que s'appliquent tous les éloges consignés dans un opuscule publié en 1747 sur les eaux de Lavardens, opuscule que nous mettrons sous les yeux du lecteur.

Les eaux de Lavardens sont connues déjà depuis plusieurs siècles. M. du Mège, dans son excellente statistique des départements pyrénéens, en fait mention ; elles ont donné lieu à quatre traités, dont le plus ancien remonte à 1666. L'un de ces traités est dû au médecin *Lacoste* et un autre au médecin *G. Cortade.* Les vestiges de construction qui existent encore à une très petite distance de la source et qui sont dus à un M. *Dufau,* ami et contemporain de l'intendant d'*Étigny,* indiquent que leur réputation était déjà assez étendue pour qu'à cette époque on crût avantageux d'y construire un établissement pour les exploiter. Mais les tourmentes révolutionnaires vinrent entraver ces généreux projets. Depuis lors la source en question était tombée tout-à-fait dans l'oubli ; à part quelques malades des environs qui venaient annuellement y chercher la vie et la santé, personne ne parlait des eaux de Lavardens. Il était réservé à M. Alexandre Branet de venir les arracher à l'abandon, auquel elles semblaient être à jamais condamnées...

Devenu propriétaire de cette source, M. Branet, mû par un sentiment bien louable de philanthropie, n'a rien négligé pour arriver au but qu'il s'était proposé. Il a appelé d'abord sur elle les lumières de la chimie, et a confié son analyse aux soins de MM. Boutan et Lidange; avec une persévérance digne des plus grands éloges, il a fait la recherche de tous les documents pouvant établir ses propriétés médicales ainsi que son ancienneté. Sur les plans d'un de nos meilleurs architectes, il a fait construire un très joli établissement de bains, renfermant, sur une petite échelle, toutes les commodités désirables. Avec le concours de plusieurs riches propriétaires des environs, qui ont bien voulu l'aider dans cette œuvre éminemment utile pour le pays, il a fait jeter les fondements d'un vaste hôtel pour loger les baigneurs. Cet hôtel, qui sera bientôt en état d'être habité, est situé à 50 ou 60 mètres de la source; il est situé sur une légère éminence d'où l'on découvre un paysage des plus riches et des plus variés. Enfin, M. Branet s'est adressé au gouvernement pour obtenir l'autorisation nécessaire à l'exploitation de ses eaux. Aujourd'hui, cette autorisation lui ayant été accordée, il a recours à la publicité pour appeler sur elles l'attention des malades et des médecins.

Nous ne nous étendons pas beaucoup sur les vertus et sur les propriétés des eaux de Lavardens, nous préférons laisser parler les faits, et ces faits, le lecteur les trouvera consignés dans les nombreuses attestations de médecins que nous ferons connaître plus bas ; de cette manière nous éviterons les reproches de partialité dont on pourrait nous accuser. Nous dirons, cependant, qu'il résulte tant de la composition chimique que de l'ensemble des observations médicales recueillies, que les eaux de la Fontaine-Chaude conviennent dans la cholorose ou *pâles couleurs*, les engorgements des viscères abdominaux et des articulations, les scrofules ou *humeurs froides*, les fièvres intermittentes rebelles, les convalescences difficiles, certaines affections nerveuses, contre les hémorroïdes et principalement contre ces maladies indéterminées connues sous le nom de tiraillement ou langueur d'estomac. Le principe ferrugineux qu'elles renferment ainsi qu'une dose assez notable d'acide carbonique libre, les rendent très utiles aux personnes grasses et lymphatiques dont l'estomac digère mal. Enfin une propriété bien précieuse de l'eau de Lavardens, c'est qu'elle n'est point décomposée par le contact de l'air, comme cela arrive à presque toutes les eaux ferrugineuses, en telle sorte qu'elle peut être facilement transportée au loin, et mise à la disposition des malades qui ne pourraient pas se rendre à la source. La stabilité de ses principes explique comment cette eau, tout en contenant des doses assez minimes de fer, par exemple, peut déterminer des phénomènes aussi marqués, et comment ce principe, arrivant dans l'organisme dans un état parfait de dissolution, passe ainsi facilement dans les dernières ramifications de nos tissus avec lesquels il s'assimile.

Les observations recueillies aussi sur l'usage des boues dont il a été parlé, ainsi que leur nature, indiquent qu'elles seront très utiles dans les douleurs rhumatismales, les scrofules ou *humeurs froides*, les

maladies cutanées en général et contre les différentes affections qui en dépendent ; elles seront très sa-
lutaires contre les varices et les ulcères variqueux,
les engorgements lymphatiques des membres infé-
rieurs et principalement contre ces plaies de jambes
qui, chez les vieillards surtout, sont si longues et si
difficiles à guérir. Le bassin qui les renferme est
très bien disposé pour que les malades puissent s'y
immerger facilement.

PIÈCES JUSTIFICATIVES.

Analyse chimique.

Nous soussignés F. Lidange, pharmacien de
l'école de Paris, et E. Boutan, médecin en chef de
l'hôpital civil d'Auch, certifions nous être rendus le
15 avril 1845 dans la commune de Lavardens, can-
ton de Jegun, arrondissement d'Auch, département
du Gers, dans le but de procéder, sur la demande de
M. Alexandre Branet de Peyrelongue, qui en est le
propriétaire, à l'analyse chimique des eaux minérales de Lavardens.

Les eaux minérales de Lavardens sourdent au milieu d'un joli vallon, dans une petite prairie, à cinq
mètres environ d'un ruisseau profond nommé *Coulé-*
guo. La source qui les produit s'appelle la *Hount Caou-*
do, mot patois qui signifie fontaine chaude. Elle doit ce
nom à la température de ses eaux qui est de 19° centigrades, quelle que soit celle de l'air ambiant ; elle
a 5 mètres de circonférence sur un mètre 50 c. de
profondeur.

L'eau de la *Fontaine-Chaude* paraît être dans un
état constant d'ébullition fort énergique. Ce phéno-
mène est produit par un dégagement considérable
de gaz azote qui s'échappe par des trous apparents
du sein d'un limon noirâtre. Ce limon paraît être
sans fond, car on parvient facilement à y faire pé-
nétrer un pieu de 4 mètres de longueur.

L'eau de Lavardens est claire, limpide, transpa-
rente, douce au toucher, sans saveur ni odeur appré-
ciable ; cependant, lorsqu'on se place à 3 ou 4 mètres de la fontaine, on sent une légère odeur *sui gene-*
*ris**. Le trop plein de la fontaine se rend dans le

---

* Depuis que la source a été renfermée, cette odeur est devenue bien
plus sensible.

ruisseau précité, et dépose, chemin faisant, une couche ocracée sur le sol et les substances ligneuses qui se trouvent sur son passage.

Par son séjour dans des vases de verre, l'eau de Lavardens n'éprouve aucune décomposition alors même que ces vases sont mal bouchés, et qu'ils n'en sont pas entièrement remplis.

Le volume d'eau produit par la Fontaine-Chaude est considérable; il est de 306,720 litres par 24 heures.

Quatre-vingts centilitres de cette eau ont été placés dans un ballon; à celui-ci était adapté un tube recourbé plongeant dans un autre ballon à moitié rempli d'une solution ammoniacale de chlorure barytique. Au moyen d'une lampe à esprit de vin on a fait bouillir l'eau contenue dans le premier ballon. L'ébullition a été maintenue pendant une heure. Durant cette opération la solution barytique renfermée dans le second ballon s'est fortement troublée. Le précipité a été recueilli sur un filtre lavé avec soin et séché; son poids s'est trouvé de gr. 0, 510. Le carbonate barytique, étant formé de 77,59 de base et de 22, 41 d'acide, il résulte que la quantité obtenue, soit gr. 0,510, renferme gr. 0,114 d'acide carbonique, quantité qui, par conséquent, doit avoir été dégagée des 80 centilitres d'eau.

La même expérience a été répétée sur la même quantité d'eau ; seulement au lieu de recevoir le gaz dans une solution barytique on l'a reçu dans une solution d'oxide calcique. Le précipité obtenu a été jeté sur un filtre lavé avec soin et séché. Son poids s'est trouvé de gr. 0,260 ; or, le carbonate calcique étant formé de 56,29 de base et de 43,71 d'acide, il en résulte que les gr. 0,260 de carbonate fourni renferment gr. 0,113 d'acide carbonique, quantité qui se rapproche beaucoup de celle obtenue dans la première expérience.

Les sous-carbonates précipités de l'eau par l'ébullition ont été recueillis sur un filtre, lavés et séchés ; leur poids s'est trouvé de gr. 0,210. En prenant pour base la composition du carbonate calcique qui forme la majeure partie de ce précipité, et dont la composition est de 56,29 de base, pour 43,71 d'acide, on trouve que les carbonates précipités doivent contenir gr. 0,091 d'acide carbonique ; or, comme les carbonates saturés renferment le double d'acide carbo-

BIBLIOTHEQUE ROYALE

nique que les sous-carbonates, et comme dans la première expérience on a obtenu gr. 0,114 d'acide carbonique, il résulte que les 80 centilitres d'eau contiennent gr. 0,091 d'acide carbonique combiné, et gr. 0,023 d'acide libre, soit pour un litre gr. 0,113 d'acide combiné, et gr. 0,028 d'acide libre, et pour 15 lit. gr. 1,695 du premier et gr. 0,420 du second.

Quinze litres d'eau ont été mis à évaporer, jusqu'à siccité, dans une capsule de verre, à l'aide d'une douce chaleur. Le résidu blanchâtre a été détaché de la capsule ; il a pesé gr. 7,200. Ce résidu a été traité à chaud par suffisante quantité d'eau distillée. La portion non dissoute a été reçue sur un filtre ; lavée et séchée, son poids s'est trouvé de gr. 4,200. La dissolution reunie aux eaux de lavage a été mise à évaporer jusqu'à siccité, son poids a été de gr. 3,000 ; ce résidu a été attaqué à chaud par de l'alcool à 90°, la portion non dissoute a été jetée sur un filtre lavé avec de l'alcool bouillant et séché ; elle a pesé gr. 2,040. La portion dissoute par l'alcool devait peser gr. 0,960. D'après ces données le résidu de l'évaporation de 15 litres d'eau de la fontaine chaude se divise en trois catégories, savoir :

1º Portion insoluble dans l'eau et dans l'alcool. .   4,200
2º Port. solub. dans l'eau et insolub. dans l'alcool.   2,040
3º Port. solub. dans l'eau et dans l'alcool.   0,960

Chacune de ces catégories a été l'objet d'un examen spécial.

I.

MATIÈRE INSOLUBLE DANS L'EAU ET DANS L'ALCOOL.

Cette matière a été traitée à chaud par de l'eau distillée, aiguisée d'acide chlorhydrique, qui en a opéré
la dissolution presque en entier avec effervescence;
la partie non dissoute a été mise sur un filtre, lavée
et desséchée; son poids s'est trouvé de gr. 0,390;
ce résidu a été traité à chaud par une solution de
sous-carbonate potassique. Le liquide filtré a été
essayé par l'oxalate ammonique, lequel n'a pas déterminé de précipité, ce qui indique que ce résidu ne
contenait pas de sulfate calcique, et qu'il était formé
d'acide silicique mêlé à quelques débris de matière
végétale.

La dissolution chlorhydrique réunie aux eaux de
lavage a été traitée par le sulfhydrate ammonique
en excès. Ce réactif a déterminé un précipité noir qui
a été recueilli sur un filtre et lavé. Le filtre sur lequel

le précipité avait été reçu, et duquel il n'avait pas été possible de le détacher, a été mis à bouillir dans une solution faible d'acide chlorhydrique ; le produit de cette réaction a été filtré et ensuite traité par le sous-carbonate sodique, lequel a occasionné un précipité blanchâtre qui est passé au rouge par son exposition à la lumière ; ce précipité, jeté sur un filtre, lavé et séché, a pesé gr. 0,90 (sous-carbonate ferrique); la liqueur qui avait été soumise à l'action du sulfhydrate ammonique a été traitée par l'oxalate de la même base; lequel a formé un précipité blanc très abondant. Ce précipité reçu sur un filtre, lavé et séché, a pesé gr. 3,810. L'oxalate calcique étant formé de 44,01 de base et de 55,99 d'acide, il résulte que la quantité d'oxalate trouvée renferme gr. 1,614 d'oxide calcique; laquelle quantité exige, pour sa saturation, gr. 1,245 d'acide carbonique, ce qui donne gr. 2,862 de carbonate calcique. La liqueur qui avait été traitée successivement par le sulfhydrate et par l'oxalate ammonique a été chauffée pour éliminer l'excès de sulfhydrate. Mise alors en contact avec le sous-carbonate sodique, aidé de la chaleur, il s'est formé un précipité blanc qui, versé sur un filtre, lavé et séché, a pesé gr. 0,645 (sous-carbonate magnésique).

II.

MATIÈRE SOLUBLE DANS L'EAU ET INSULUBLE DANS L'ALCOOL.

Cette matière a été traitée à froid par une suffisante quantité d'eau distillée: ce menstrue en a opéré la dissolution presque en entier. La portion non dissoute, lavée et séchée, a pesé gr. 0,120 (sulfate calcique). La dissolution réunie aux eaux de lavage a été divisée en deux parties. L'une d'elles a été traitée par le chlorure barytique. Le précipité formé a été reçu sur un filtre, lavé et séché; son poids s'est trouvé de gr. 1,740, ce qui fait, pour les deux parties, gr. 3,480 de sulfate barytique. Le sulfate barytique étant formé de 65,63 de base et de 34,37 d'acide, il en résulte que le précipité ci-dessus renfermait gr. 1,194 d'acide sulfurique. Le liquide duquel avait été éliminé le sulfate barytique a été évaporé presque jusqu'à siccité; dans cet état, il a été essayé par le chlorure platinique: ce réactif a été sans action. (Absence de potasse). L'autre partie de la dissolution a été traitée à chaud par le sous-carbonate sodique, lequel a occasionné un précipité assez abondant. Ce précipité recueilli sur un filtre, lavé et séché, a pesé gr. 0,330 : ce qui fait pour les deux doses gr. 0,660 de sous-carbonate magnésique ; or, le sous-carbonate magnésique contient pour cent 58,72 de base, ce qui donne pour la quantité de sous-carbonate ci-dessus gr. 0,387 d'oxide magnésique ; lesquels exigent pour leur saturation gr. 0,753 d'acide sulfurique, ce qui donne gr. 1,140 de sulfate magnésique. Le liquide duquel le précipité magnésique avait été éliminé a été mis à évaporer jusqu'à siccité. Le résidu a été trituré avec de l'hydrate calcique en poudre ; pendant cette opération, il ne s'est pas dégagé d'odeur ammoniacale. (Absence de sels ammoniacaux). L'absence de l'ammoniaque et de la potasse prouve que l'excès d'acide sulfurique, non combiné à l'oxide magnésique, soit gr. 0,441, devait être combiné à de l'oxide sodique. Or, gr. 0,441 d'acide sulfurique exigent, pour leur saturation, gr. 0,315 d'oxide sodique, ce qui donne gr. 0,756 de sulfate sodique.

III.

MATIÈRE SOLUBLE DANS L'EAU ET DANS L'ALCOOL.

Cette matière a été dissoute dans suffisante quantité d'eau distillée ; ce liquide en a opéré presque en entier la dissolution. Il est resté pour résidu une substance de couleur rougeâtre, adhérente aux parois de la capsule, poissant entre les doigts, très soluble dans l'alcool et dans l'éther, présentant en un mot tous les caractères d'une résine. Le poids de cette substance a été évalué gr. 0,050. La dissolution aqueuse a été divisée en deux parties égales. L'une d'elles a été traitée par le nitrate argentique. Ce réactif a déterminé un précipité blanc, cailleboté, qui a noirci au contact de la lumière. Ce précipité a été reçu sur un filtre, lavé, séché et fondu. Son poids s'est trouvé de gr. 1,155, ce qui fait pour les deux doses gr. 2,310. Le chlorure argentique étant formé de 75,33 de base et de 24,67 d'acide, il en résulte que la quantité ci-dessus renferme gr. 0,569 de chlore. Le liquide d'où on avait extrait le chlorure argentique a été évaporé et ramené sous un petit volume. En cet état, il a été insensible à l'action du chlorure platinique. (Absence de potasse). L'autre partie de la dissolution aqueuse a été essayée d'abord par l'oxalate ammonique, lequel a été sans action sur elle. (Absence de sels calciques.) Ensuite, elle a été précipitée à chaud par le sous-carbonate sodique. Le précipité formé (sous-carbonate magnésique) a été versé sur un filtre, lavé et séché. Son poids s'est trouvé de gr. 0,060, ce qui fait, pour les deux doses, gr. 0,120 ; or, le sous-carbonate magnésique est formé de 48,41 de base et de 51,59 d'acide, d'où il résulte que la quantité ci-dessus renferme gr. 0,058 d'oxide magnésique ; lesquels exigent pour leur saturation gr. 0,164 de chlore, ce qui donne gr. 0,222 de chlorure magnésique. Le liquide duquel on avait éliminé le précipité magnésique a été évaporé jusqu'à siccité, le résidu a été divisé en deux doses égales. La première a été traitée par la limaille de cuivre et l'acide sulfurique ; il ne s'est pas dégagé de vapeurs nitreuses. (Absence de nitrates.) La seconde, triturée avec de l'hydrate calcique en poudre, a laissé dégager une très faible odeur ammoniacale. L'excès de chlore non combiné à l'oxide magnésique, soit gr. 0,405 devait être combiné à de l'oxide sodique, ne tenant pas compte de celui combiné à l'ammoniaque, la quantité étant impondérable. Or, le chlorure sodique étant formé de 39,66 de base et de 60,34 d'acide, il en résulte que les gr. 0,405 de chlore exigent, pour leur saturation, gr. 0,266 d'oxide sodique, ce qui donne gr. 0,671 de chlorure sodique.

De tout ce qui précède, il résulte que les 15 litres de la Fontaine-Chaude renferment :

	Grammes.
Acide carbonique libre	0,420
Acide carbonique combiné	1,695
Matières fixes.	7,200

Composées de :

Sous-carbonate calcique.	2,862	
Sous-carbonate magnésique	0,645	
Sous-carbonate ferrique.	0,090	
Sulfate calcique	0,120	
Sulfate magnésique.	1,140	
Sulfate sodique	0,756	
Chlorure magnésique.	0,222	7,200
Chlorure ammoniaque (des traces).	0,000	
Chlorure sodique	0,671	
Acide silicique et débris de végétaux	0,390	
Résine	0,050	
Perte	0,254	

Auch, le 5 Juillet 1846.

E. BOUTAN.   L. LIDANGE.

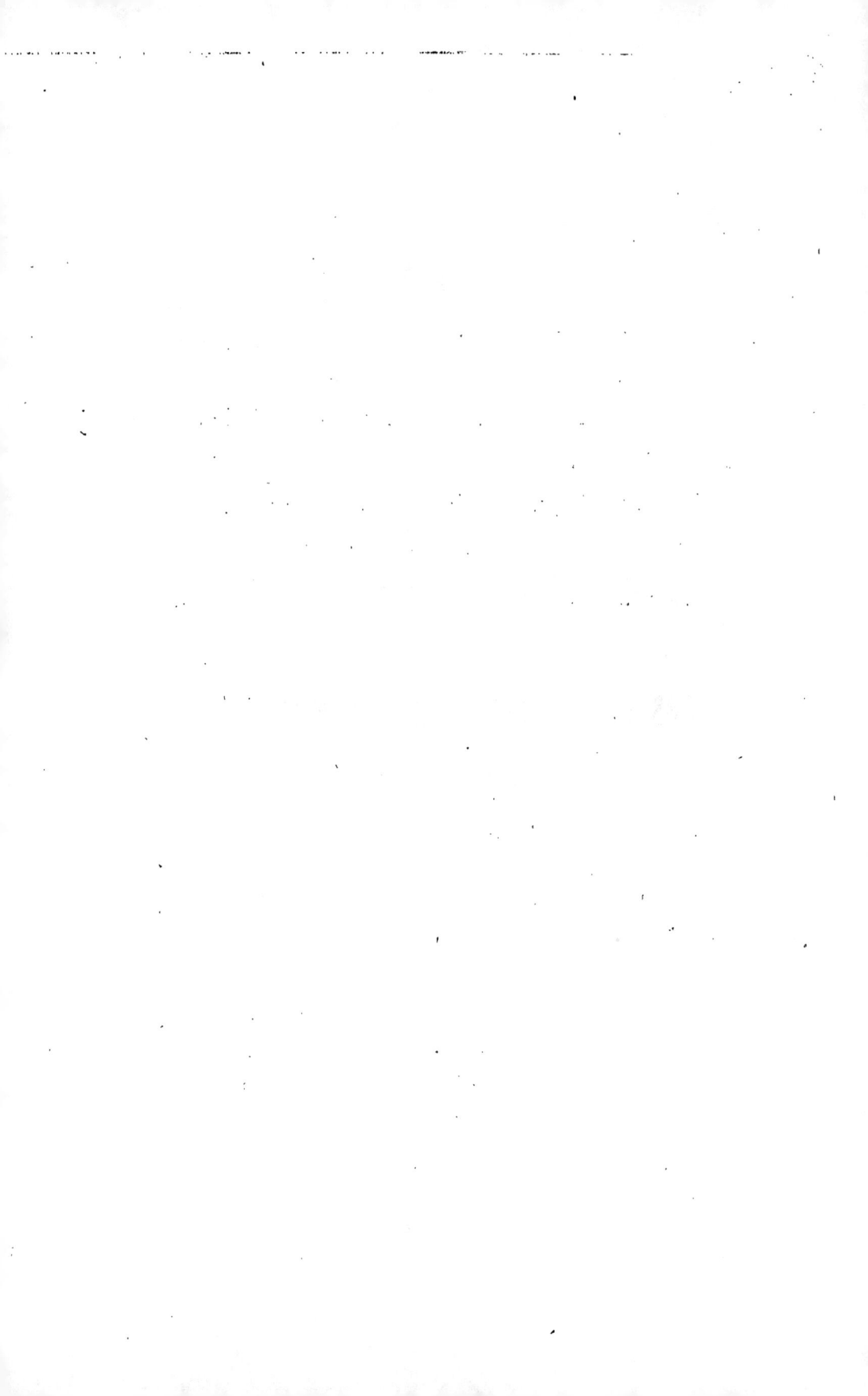

NOTES

SUR

LES EAUX MINÉRALES ET THERMALES

DE LAVARDENS.

NOTES

SUR

LES EAUX MINÉRALES ET THERMALES

DE LAVARDENS.

EXTRAIT DES OBSERVATIONS

SUR

LES EAUX MINÉRALES ET THERMALES DE LAVARDENS,

PAR LES MÉDECINS SOUSSIGNÉS,

Déposées au Bureau du Ministre de l'Agriculture et du Commerce.

I.

Depuis trente-quatre ans, j'exerce la médecine dans ce pays, et pendant ce temps j'ai souvent prescrit les Eaux ferrugineuses de Lavardens, dites la *Fontaine-Chaude*.

L'analyse de ces eaux n'ayant jamais été faite, je n'avais, pour me guider dans leur emploi, que les qualités que la vue, le goût et l'odeur pouvaient leur faire supposer, et, en outre, la renommée dont elles jouissaient dans la contrée contre certaines affections.

Guidé par ces seules indications, je me déterminai à essayer ces eaux dans certaines maladies chroniques, telles que les cachexies occasionnées par les fièvres intermittentes, qui sont ordinairement accompagnées de dyspepsie et d'une sorte d'empâtement des viscères abdominaux, et j'eus à me féliciter de mon essai. En effet, les eaux de la *Fontaine-Chaude* qui sont légèrement excitantes, prises à la dose de six à huit verres dans la matinée, réveillent l'appétit, facilitent la digestion et ramènent bientôt une santé parfaite. Toutefois, il faut bien s'assurer qu'il n'existe ni gastrite ni entérite, car, dans ce cas, ces eaux seraient nuisibles. Quelques personnes qui étaient dans ces cas et qui, malgré mon avis, ont voulu en faire usage, ont eu à s'en repentir.

J'ai eu souvent à me louer des effets des eaux de la *Fontaine-Chaude* dans la chlorose. Plusieurs jeunes filles disposées à cette maladie sont facilement revenues à leur état normal par l'usage de ces eaux, que je leur faisais même boire habituellement à leurs repas, coupées avec un peu de vin. Voici, à ce sujet, une observation que je viens de recueillir. Une fille de 20 ans vint me consulter cet hiver (1843-1844), pour une chlorose qu'elle avait depuis un an. Je lui prescrivis les pilules ferrugineuses du docteur Blaud. Peu de temps après, les menstrues reparurent, mais pas pour longtemps. A peine deux mois étaient-ils écoulés qu'elle revint dans le même état, ce qui me força à conseiller de nouveau les pilules déjà prescrites, qui produisirent le même effet. Au mois d'avril, nouvelle suppression, même traitement; mais alors je conseillai à cette fille de faire usage pour sa boisson ordinaire des eaux de la *Fontaine-Chaude,* ce qu'elle fit en effet. Aussi sa santé s'est-elle si bien rétablie qu'elle a pu, tout cet été, se livrer aux travaux les plus rudes de la campagne sans la moindre gêne.

Jegun, le 23 juillet 1844.

LASMEZAS, *doct.-méd.*, signé à la minute.

Vu pour légalisation de la signature de M. Lasmezas, docteur en médecine de cette ville, ci-dessus apposée.

Jegun, le 26 juin 1845.

St-MARTIN, *maire*, signé.

II.

Je, soussigné, docteur en médecine, médecin du collège royal d'Auch et de l'école normale du département du Gers, certifie à qui il appartiendra avoir prescrit bien des fois dans ma pratique l'usage de l'eau ferrugineuse et saline d'une source dite la *Fontaine-Chaude,* qu'on voit sourdre dans un vallon au nord-ouest de la commune de Lavardens, et en avoir constamment obtenu des effets avantageux contre un grand nombre de maladies chroniques, telles que la dyspepsie, la diarrhée, les coliques venteuses, la chlorose, la leucorrhée, l'aménorrhée, la néphrite, l'hépatite, le catarrhe vésical, les fièvres intermittentes rebelles, etc.

J'atteste en outre que, originaire de Lavardens où nos ancêtres exerçaient la médecine de père en fils depuis un temps immémorial, l'eau minérale de la *Fontaine-Chaude* était, par radition, réputée dans ma famille comme infiniment précieuse dans tous les cas morbides ci-dessus; que, même, l'un de mes dits ancêtres en avait fait dans son temps l'analyse chimique, à la suite de laquelle il rapporta bon nombre d'observations sur les cures qu'il en avait obtenues et qui en faisaient ressortir le mérite; que d'ailleurs cette source est et a été de tout temps fréquentée par un grand nombre de malades que les médecins y envoient ou qui y viennent d'eux-mêmes sur la foi de sa bonne renommée, et qu'il est rare qu'ils s'en retournent dans leurs foyers sans en avoir été guéris ou très sensiblement soulagés.

Je crois donc pouvoir ajouter que si M. Branet, propriétaire de cette précieuse source, y construit un établissement commode dans l'intérêt des malades, son entreprise philanthropique est digne, au plus haut degré, de l'appui et concours du gouvernement.

En foi de ce : Auch, ce 27 juin 1845.

CORTADE, signé à la minute.

Vu pour légalisation : Auch, ce 28 juin 1845.

DURAN, *Maire.*

III.

Je, soussigné, Jean Lapeyrère, âgé de 87 ans, officier de santé à Lassauvetat (Gers), certifie qu'au commencement de ma pratique, qui date de 1783, j'eus le bonheur de faire connaissance avec M. Cortade de Lavardens, médecin d'une haute réputation, auquel j'adressais mes malades affectés de maladies chroniques, contre lesquelles cet habile thérapeutiste ordonnait l'usage des eaux de la *Fontaine-Chaude*, et que ces moyens ont guéri une infinité de maladies abdominales qui avaient résisté aux divers moyens pharmaceutiques, et que ceux qui n'ont pas été entièrement guéris ont été notablement soulagés.

J'atteste qu'annuellement, sur mon avis, plusieurs malades ont été prendre l'eau sur les lieux, et que d'autres les envoyaient chercher pour en faire usage dans leur domicile.

J'ai toujours observé que l'usage de cette eau a produit de bons effets dans les *pâles couleurs* et les engorgements lymphatiques.

Lassauvetat, ce 24 juin 1845.

LAPEYRÈRE, signé à la minute.

Vu pour légalisation de la signature ci-contre :

Le Maire de Lassauvetat, DRUILHET.

IV.

Le soussigné, exerçant l'art de guérir dans la commune de Lassauvetat depuis 29 ans, désirant rendre hommage à la vérité, donne l'assurance qu'il a prescrit tous les ans à un grand nombre de ses malades l'usage de l'eau de la *Fontaine-Chaude*, et que cette boisson a répondu presque toujours à son attente, soit pour *guérir ou pallier la tension de l'epigastre, l'hépatite chronique, la gastralgie avec vomissements, et enfin la chlorose.*

Certifie en outre que deux de mes malades, qui furent en 1840 aux Pyrénées, se retirèrent sans en avoir éprouvé le moindre soulagement, et qu'en 1841 ils trouvèrent une guérison radicale à la source de la *Fontaine-Chaude*.

Lassauvetat, le 24 juin 1845.

LAPEYRÈRE fils, signé à la minute.

Je, soussigné, maire de la commune de Lassauvetat, certifie que la signature ci-dessus de M. Lapeyrère fils, officier de santé en cette commune, est sa véritable signature et que foi doit y être ajoutée.

Lassauvetat, ce 27 juin 1845.

Le maire, DRUILHET, signé.

V.

Je, soussigné, chirurgien de la commune de Cézan, certifie avoir fait faire usage des Eaux minérales de la *Fontaine-Chaude* située dans la commune de Lavardens, pour diverses affections des organes abdominaux, notamment pour la gastralgie, la chlorose, les hydropisies et les affections de matrice, telles que leucorrhée. Ces eaux prises en boisson ont presque toujours guéri les maladies ci-dessus.

Cézan, le 22 juin 1845.

DELTEIL, signé à la minute.

Vu pour légalisation de M. Delteil, officier de santé de la commune de Cézan.

Cézan, ce 28 juin 1845.

DESCOMPS, *maire*, signé.

VI.

Mme V...., d'un tempérament flegmatique, chargée d'embonpoint, approchant de l'âge critique, me fit appeler, en juin 1842, pour un engorgement qu'elle portait depuis deux ans aux genoux et aux pieds. Je lui prescrivis les Eaux minérales de Lavardens. Elle en fit usage trois mois; depuis, sa maladie n'a plus reparu.

————

Le fils de D....., aussi de la commune de Réjaumont, âgé de 14 ans, d'une structure assez régulière, offrant des chairs molles et un teint peu coloré, fut atteint, dès son enfance, de tumeurs glanduleuses au cou. L'usage des Eaux de Lavardens l'ont parfaitement guéri.

MATET, *chirurgien*, signé à la minute.

Vu pour légalisation de M. Matet, officier de santé de la commune de Cézan.

Cézan, ce 28 juin 1845.

DESCOMPS, *maire*.

VII.

Depuis quinze ans que j'exerce la médecine à Lavardens, j'ai prescrit avec succès l'eau de la source appelée *Hount-Caoudo*, pour des engorgements chroniques des viscères abdominaux, la chlorose, l'aménorrhée, la leucorrhée, qui tiennent à un relâchement; je la prescris aussi dans les convalescences des fièvres intermittentes. L'année dernière, je la conseillai à une femme qui était sous l'influence d'une métrorrhagie passive, dont l'existence remontait à trois mois. L'appétit était nul; maigreur et faiblesse extrêmes. Quatre jours après avoir fait usage de l'eau de la source citée en boisson, l'hémorrhagie céda et l'appétit revint ainsi que les forces. Quelques jours après, le mieux fut toujours croissant, et la santé de cette femme n'a plus été troublée depuis cette époque.

Lavardens, ce 20 juillet 1844.

DEUPÈS, signé à la minute.

VIII.

Les eaux de Lavardens sont à la température de 19 degrés centigrades; elles laissent échapper beaucoup d'acide carbonique libre, contiennent du fer et un grand nombre de substances salines, ce qui fait qu'elles jouissent de toutes les propriétés des eaux acidules, ferrugineuses et salines. Ces eaux produisent une excitation marquée dans toute l'organisation et peuvent être employées comme un excellent tonique dans le cas de débilité générale. Depuis plus de dix-huit ans, je les ordonne avec le plus grand succès dans les fièvres intermittentes rebelles, en les administrant dans l'intervalle des accès; dans les engorgements des viscères abdominaux, pour les catarrhes chroniques, surtout celui de la vessie, dans la langueur des forces digestives et les affections scorbutiques. L'usage de ces eaux a produit des effets merveilleux dans les affections lymphatiques, scrofuleuses, la chlorose, l'hystérie, les fleurs blanches, les hémorrhagies passives.

Je certifie que les personnes à qui je les ai recommandées, dans ces cas, en ont toujours éprouvé les meilleurs effets.

Fleurance, ce 25 juin 1845.

GARAC, signé à la minute.

Vu pour la légalisation de la signature de M. Garac, docteur en médecine.

Fleurance, ce 27 juin 1845.

Le Maire, PERCIN.

IX.

Le sieur G...., propriétaire à Lavardens, âgé de 48 ans, d'un tempérament bilioso-lymphatique, était tourmenté depuis plusieurs années par des accès de colique très intenses, lorsque, après avoir subi divers traitements pour combattre cette affection grave, il se rendit chez moi pour me consulter. Je lui prescrivis les eaux minérales de la *Fontaine-Chaude*. Il en commença l'usage le 15 mai 1843, à la dose de six verres qu'il buvait en trois fois tous les matins, à l'intervalle d'une heure l'un de l'autre, et le 7 juin suivant il se trouva entièrement dégagé de toute atteinte. Il en continua ainsi l'usage pendant un mois et demi. Le sieur G..... passa l'été de la même année exempt de toute souffrance. L'année suivante, il suivit le même traitement et a été si parfaitement guéri qu'il n'a plus éprouvé la moindre douleur.

Mlle L......., de la commune de Réjaumont, âgée de 19 ans, d'un tempérament lymphatique-sanguin, atteinte depuis 18 mois d'une affection chlorotique à un haut degré, après avoir épuisé une infinité de moyens prescrits par divers hommes de l'art qu'elle avait consultés, vint me trouver, le 27 avril 1844, pour demander mon avis. Après l'avoir scrupuleusement examinée, je reconnus chez elle, outre la maladie que je viens de signaler, un commencement d'obstruction au pylore, à tel point que la digestion était arrêtée journellement, et la majeure partie des aliments dont elle faisait usage lui occasionnaient des vomissements opiniâtres. Je ne balançai pas à lui prescrire l'usage des eaux de la *Fontaine-Chaude*, qu'elle commença à prendre à petites doses, le 30 avril, en les augmentant graduellement jusqu'à la dose de deux verres par prise qu'elle buvait, trois fois tous les matins, à la distance d'une heure l'un de l'autre, qu'elle continua jusqu'au 18 juin suivant, époque où elle se sentit complètement guérie. Elle recouvra ses facultés digestives et jouit depuis cette époque d'une santé satisfaisante.

———

Mme A......., mariée depuis deux ans, âgée de 23 ans, d'un tempérament bilioso-sanguin, gravement tourmentée depuis six mois par des maux d'estomac qui provoquaient chez elle des vomissements fréquents pendant la journée; ces symptômes, joints à l'état de suppression des menstrues, lui avaient fait penser qu'elle était enceinte. Son opinion fut partagée par un médecin qu'elle consulta plusieurs fois. L'idée de son état de grossesse lui fit un devoir de souffrir sans avoir recours à aucun moyen curatif, lorsque, le 17 juin 1844, elle vint me trouver pour me demander mon avis. Un examen attentif me fit reconnaître qu'il n'existait pas de grossesse; je pus remarquer chez elle une obstruction au foie avec complication et suppression de menstrues. Je lui prescrivis l'usage des Eaux minérales de la *Fontaine-Chaude*, en facilitant leur effet par celui des demi-bains, et, le vingt-septième jour, elle eut recouvré ses facultés digestives, et sa santé fut complètement rétablie.

Les observations ci-dessus sur les effets des eaux de la *Fontaine-Chaude* ont été faites par M. Vignolles, chirurgien à Lavardens, qui pourrait citer en leur faveur une foule de succès très remarquables dans d'autres cas très variés.

Lavardens, ce 25 juin 1845.

VIGNOLLES, signé à la minute.

Vu pour légalisation de la signature de M. Vignolles, chirurgien, apposée ci-contre.

Lavardens, ce 25 juin 1845.

Le Maire, VIGNOLLES.

X.

Je, soussigné, chirurgien, demeurant dans la ville de Jegun, certifie avoir fait faire usage des eaux minérales de la *Fontaine-Chaude*, située dans la commune de Lavardens, pour diverses *affections des organes abdominaux, principalement pour la gastralgie* et la *chlorose.* Le majeure partie des malades qui ont fait usage de cette eau, prise en boisson, ont été guéris et d'autres notablement soulagés.

M... G...., de Jegun, 50 ans, d'un tempérament lymphatico-sanguin, était atteinte depuis vingt ans de douleurs rhumatismales aux articulations coxo-fémorales et fémoro-tibiales qui privaient la malade pendant une grande partie de l'hiver de se livrer aux moindres exercices, tant ses douleurs étaient fortes. La saignée et des fumigations lui procuraient parfois un soulagement momentané, mais ses douleurs ne tardaient guère à reparaître avec la même violence. Les remèdes les mieux appliqués en pareille circonstance ne produisaient aucun effet. La malade a fait usage pendant deux ans des eaux du Castera, prises en boisson et en bains, sans qu'elles lui aient procuré la moindre amélioration. L'année dernière, entendant prôner les eaux du Maska, elle s'y rendit, dans l'espoir de se débarrasser de sa cruelle maladie. Son attente fut encore trompée, car elle n'a jamais tant souffert (ce sont ses expressions) comme après avoir fait usage de ces bains. Enfin, cette année, elle ne pouvait plus se traîner qu'à l'aide de deux bâtons, son rhumatisme étant devenu général. Trente bains de la *Fontaine-Chaude* et quatre-vingt-dix verres d'eau prise en boisson ont produit un effet merveilleux. M... G.... est de très bon appétit et marche bien librément sans le secours de béquilles. Quelques douches suffiront pour compléter sa guérison.

La femme D....., de Néguebouc, 68 ans, portait depuis douze ans à son bras une dartre lichénoïde qui avait résisté à toute espèce de traitement. Son mal faisait toujours des progrès. Les Eaux de Lavardens l'ont parfaitement guérie dans l'espace de vingt jours. Elle prenait quatre verres d'eau par jour et appliquait, deux fois par jour, sur son bras, la boue sous forme de cataplasmes. Le cataplasme étant sec, elle prenait une douche.

M. S....., d'Auch, 45 ans, souffrait depuis longues années d'un violent mal de tête qu'il attribuait à une suppression du sang hémorrhoïdal. Ses facultés intellectuelles avaient éprouvé un sensible dérangement. Dix-neuf bains et soixante verres d'eau prise en boisson l'ont parfaitement guéri. M. S..... est fort gai et ne souffre plus de son mal de tête.

Jegun, ce 26 juin 1845.

DELORD, signé à la minute.

Vu pour légalisation de la signature de M. Delord, chirurgien à Jegun, ci-dessus apposée.

Jegun, ce 26 juin 1845.

St-MARTIN, *maire.*

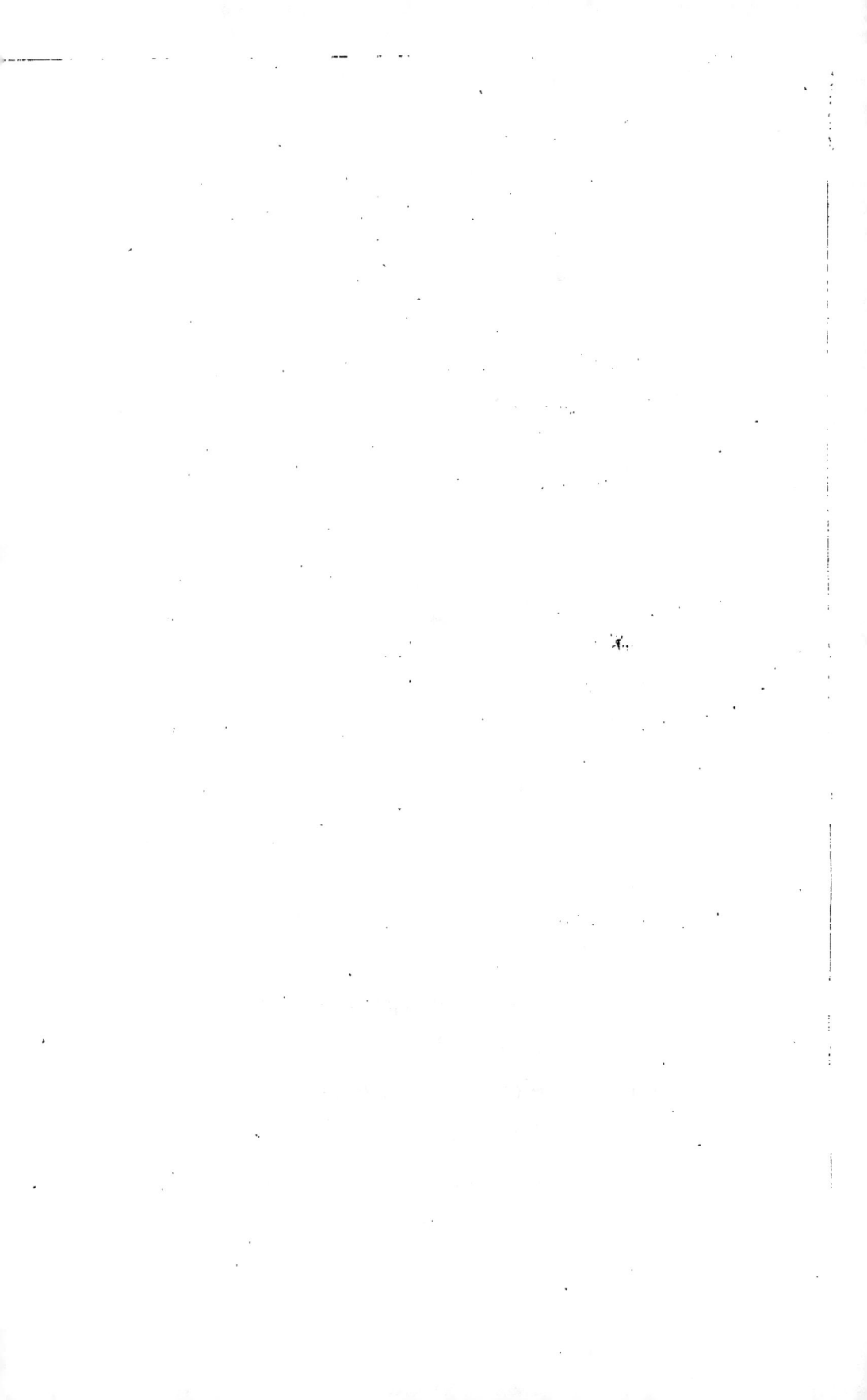

Nous croyons utile de reproduire ici, comme pièce justificative, une Brochure sur les Eaux minérales de Lavardens, qui fut imprimée en 1747. On y verra combien, à cette époque et depuis longtemps, ces Eaux avaient de renommée. Sans se préoccuper de la valeur scientifique des explications données par l'auteur, relativement à leur mode d'action, on remarquera certainement, en lisant les nombreuses observations consignées dans cet opuscule, que les eaux de Lavardens étaient employées avec succès autrefois comme aujourd'hui dans les mêmes maladies.

LETTRE

DE

MONSIEUR M*** A UN DE SES AMIS,

TOUCHANT

LES EAUX MINÉRALES

DE LAVARDENS.

———

> Intonnit de cœlo Dominus, et apparuerunt
> Fontes Aquarum.
>
> *Psal.* XVII, *v.* 15. 17.

Il n'y a rien, Monsieur, qui m'ait été plus présent que votre lettre, ni qui m'ait plus occupé que le dessein d'y répondre; mais j'ai délibéré longtemps sur la manière de le faire : une réponse courte convenait mieux à l'amour que j'ai pour le silence et à mon peu de loisir; une plus étendue pouvait être plus utile, et cette raison a prévalu.

Mais j'ai compris dès lors à quoi je m'engageais, et j'ai eu beaucoup de honte d'être obligé d'écrire sur des matières qui me rappellent mon peu d'application à l'étude de la physique : le désir de vous plaire a pu seul me la faire surmonter; et je me suis persuadé d'ailleurs que vous me pardonneriez sans peine ce retardement; parce que, d'un côté, les questions que vous me proposez sont importantes, et que, de l'autre, la résolution n'en était point pressée.

Vous me demandez, Monsieur, en quel lieu sont situées les Eaux minérales de Lavardens, quels sont leurs principaux agents, et quels effets elles ont produit et produisent encore tous les jours?

Ces trois choses se proposent en peu de mots; mais il n'en doit pas être ainsi de la réponse qui serait longue, quand je n'aurais que vous seul en vue, mais qui le devient davantage par le désir que j'ai d'en servir d'autres, nommément M. le prieur de..., notre ami commun, et Mme la marquise de..., et par la liberté que je vous laisse de la leur communiquer.

1º La fontaine qui produit ces eaux est dans la juridiction et à un petit quart de lieue de Lavardens, ville très ancienne en Armagnac; au nord-ouest et à deux lieues d'Auch; sa situation est charmante, l'air y est excellent; on y trouve abondamment de tout ce qui est nécessaire à la vie et à sa conservation; le terroir en est admirablement fertile et le fruit y est délicieux.

Il y a, tout auprès de la ville, un château magnifique dans son édifice : on y voit principalement deux tours carrées du côté de l'ouest qui ne tiennent chacune que par un angle à celui de la muraille, tout le reste est en l'air, étant bâti en saillie. La Gueserde, en serpentant, mouille presque le pied de ses remparts : cette rivière, qui ne prend sa source qu'à Castillon-Massas, c'est-à-dire à 3,000 de là, et dont le lit est presque partout très profond, ne laisse pas, quand elle déborde, de faire de grands ravages dans la riante plaine où elle coule.

On voit de tous côtés de belles maisons de campagne : celle où j'allai prendre les eaux avec le sage et savant M. l'abbé.... pour qui vous avez une si grande vénération, et qui la mérite si glorieusement, est la plus voisine de la fontaine en question et la plus charmante de toutes : elle appartient à M. de L.... qui, faisant consister le vrai bonheur dans la possession de l'utile, orné simplement, n'a enrichi sa demeure champêtre d'aucune des subtilités de l'art, mais seulement, aidant à la nature, il en a fait un séjour délicieux.

La rivière forme le canal de son jardin : une riche campagne, coupée par plusieurs tertres, plantés de vignes et de bosquets, font la vue de la maison; un bois sombre et touffu, quantité d'allées solitaires et brillantes la garantissent des ardeurs du soleil : un parterre, orné des plus belles fleurs, y rend la fin du jour aussi agréable que son commencement : un jardin fruitier et potager, garni d'espaliers, chargé de tout ce qui peut faire plaisir au goût, compose une partie de l'utile.

Une basse-cour, qui fournit les choses les plus nécessaires à la vie en achève la perfection, la vue diversifiée, et toujours heureusement bornée, charme les yeux en quelqu'endroit qu'on porte ses pas : la maison, ni grande ni petite, mais commode, n'offre point aux regards des beautés d'une superbe architecture, ni la somptuosité des ameublements : l'aisance et la propreté en font toute la magnificence.

Une salle basse, un salon, une cuisine, deux granges, une remise et une grande écurie, forment le rez-de-chaussée; un grand escalier de pierre se présente en entier dans le fond de l'allée de la maison; un vestibule, galamment construit, distribue à quatre appartements, qui, étant doubles, en forment huit, dont les dégagements différents donnent la liberté d'être ensemble ou séparés.

De ce charmant séjour, j'allais tous les matins à la *Fontaine-Chaude, pour parler le langage du pays,* qui n'en est pas éloigné de quatre cents pas, tirant vers le nord-est, et toujours par des chemins semés de fleurs et bordés de grands arbres touffus, où les rossignols faisaient, sans interruption, leurs doux ramages, et semblaient chanter à l'envi les merveilles de ces eaux.

Jugez maintenant, Monsieur, par cette seule esquisse, du tableau de ce pays : si Mme la présidente de .... n'avait pas tort de vous le dépeindre comme une terre ingrate et maudite, semblable aux tristes montagnes de Gelboë. Je ne crains pas que vous m'accusiez d'hyperbole; j'ose m'assurer même que, bien loin de me reprocher de vous avoir trop dit, vous avouerez que je ne vous en ai pas dit assez, dès que votre santé et vos affaires

vous permettront, comme je le souhaite de tout mon cœur, d'y
venir prendre les eaux.

La fontaine dont il s'agit est l'ouvrage des mains seules de la
Providence divine, toujours attentive aux besoins de ses enfants;
la nature ni l'art ne l'ont point embellie; la terre, docile à sa
voix, n'a fait que lui prêter son sein. Ce n'est qu'un trou d'environ trois pieds de profondeur jusqu'à la base (le fond est
impénétrable), sur dix à douze de circuit, dans un pré, vers le
milieu d'un grand vallon, et au bord d'un ruisseau qui tarit dès
le commencement de l'été.

Ses eaux, plus claires que du cristal, bouillonnent sans cesse,
et semblent, par leurs flots précipités, charrier abondamment des
perles et des petits globes d'argent : mille chemins nouveaux, et,
frayés par les infirmités, tristes et inséparables compagnes de la
nature humaine, annoncent de tous côtés ce riche trésor. Les
rives de la Garonne, du Tarn et du Lot, retentissent des merveilleux effets qu'elles produisent; chaque jour voit croître une
réputation si juste : on y vient de Bordeaux, du Périgord et de
la Saintonge, et chacun bénit à sa façon l'heureux moment qui
l'y a conduit.

Vous n'en serez pas surpris, Monsieur, dès que vous aurez
appris les qualités admirables de ces eaux; n'attendez pas, cependant, que je m'arrête ici à vous faire là-dessus une longue suite
de raisonnements; ils seraient superflus après les merveilleux
effets qu'on en voit tous les jours, et les heureuses expériences,

connues dans tous les lieux, où le besoin les a faites paraitre, les rendront à jamais recommandables.

Au reste, ne vous imaginez pas que ces eaux soient de nouvelle découverte ; j'ai lu un petit livre qui a pour titre : *Remarques sur les propriétés des Eaux minérales qui sont dans la juridiction de la ville de Lavardens en Armagnac*, imprimé à Toulouse en 1666; si vous en êtes curieux je vous l'enverrai incessamment, et vous verrez que, dès lors, elles étaient en grande réputation, et qu'elles produisaient par tout mille bons effets ; mais tout cela ne sera point nécessaire pour vous engager à les prendre, et je me flatte que mon seul avis suffira pour vous y déterminer; il vous est donné, du moins, par l'amitié la plus tendre et la plus sincère, et Dieu sait à quel prix je voudrais contribuer au rétablissement de votre santé.

2º Les eaux sont de tous les remèdes celui qu'on doit adopter le plus, parce qu'il est préparé par les mains de la seule nature, toujours habile et bien intentionnée : on est sûr, au moins, qu'elle agit de bonne foi, comme elle peut, et qu'elle ne trouve pas son compte à faire durer les maladies ; si quelquefois elles ont de tristes suites, c'est que les meilleures causes produisent de mauvais effets quand elles sont mal appliquées.

Mais, de toutes les eaux minérales, celles de Lavardens doivent enhardir le plus à les prendre, parce qu'elles sont chargées d'un métal qui est ami du corps humain : le fer est le principal agent, et leurs utiles propriétés sont de pouvoir guérir sans altérer, de purifier sans corrompre, de réparer sans ruiner et de préserver sans péril.

Étant ferrugineuses, leur qualité propre est de diviser le sang par le poids de ses parties métalliques, d'en émousser le sel acide qui y prédomine, et, par là, de l'adoucir et de le rafraîchir, et ainsi de combattre toutes les maladies qui viennent du feu ou de l'épaississement du sang; et, par la même raison, elles servent à rétablir un estomac dérangé, ou en tempérant l'ardeur trop grande des levains stomachiques, ou en les divisant s'ils sont trop engourdis et trop lents à travailler à la digestion.

Leur qualité est encore de corriger les dispositions à l'hydropisie en levant les obstructions et les digues que l'arrêt des humeurs a formées, et cela par la multitude infinie des petits furets dont ces eaux sont chargées, qui se font place par tous les calibres par où les humeurs doivent couler, selon la destination de la nature, étant débouchés ou chargés par l'heureuse action de ces furets; ces mêmes humeurs reprennent leur cours, et, n'étant plus déroutées par l'obstruction ou l'étranglement des calibres, ne peuvent plus s'épancher dans les endroits qui ne leur étaient point destinés, et par là, on évite l'hydropisie qui serait survenue par l'épanchement de ces humeurs.

Aussi, remarque-t-on, qu'elles guérissent principalement les douleurs de reins causées par l'intempérie de toute sorte d'obstructions dans leurs organes et en toute leur substance, ou par pituité visqueuse ou par sable, si ce n'est que le calcul fût trop gros et trop condensé ; car, étant encore mollet, il est capable d'être dissipé et fondu.

Elles guérissent parfaitement toute sorte de coliques, spécialement celle qui est causée par l'humeur bilieuse, comme aussi les palpitations du cœur, causées par les vapeurs mélancoliques des hypocondres et toute sorte d'altérations, en procurant un doux rafraîchissement.

Non seulement les maladies idiopatiques et protopatiques reçoivent de ces eaux une parfaite guérison, ou tout au moins un grand soulagement, mais encore particulièrement les sympathiques et symptômatiques, entr'autres, celles qui sont causées par le transport des matières ou vapeurs intérieures, comme sont la migraine, douleur de tête et vertigots, causés de l'indisposition du ventricule ou des parties basses.

Elles guérissent encore merveilleusement toutes les maladies articulaires, les douleurs rhumatiques, les maux de jointure et de goutte; d'autant que ces eaux purgent les cerosites qui causent douleur : elles sont un remède infaillible contre la gale, la démangeaison, l'échauffure, la grattelle, et spécialement contre toute sorte de dartres et toute fédation de cuir.

Elles ne sont pas moins un remède efficace contre la jaunisse, les pâles couleurs et les vapeurs; mais, ce qui en relève surtout le mérite, c'est qu'elles guérissent radicalement toute sorte de fièvres, et principalement la fièvre quarte, comme l'expérience le prouve tous les jours.

Mais ces eaux ne sont pas la seule merveille dont la nature, féconde et libérale, a enrichi nos heureuses contrées.

Il y a encore, près de ladite fontaine, des boues admirables que la même habile et bienfaisante main a formées; ce riche présent n'est pas moins digne de la bonté qui nous l'a donné : elles sont très propres à une infinité de différents maux, et les effets surprenants qu'elles produisent sont des témoignages éclatants de leurs singulières qualités.

Je ne vous en ferai point l'analyse pour ne pas passer les bornes que je me suis prescrit, je vous dirai seulement qu'elles sont chaudes, et de la couleur du fer, qu'elles sont molles, et qu'elles sentent beaucoup la boutique du forgeron; je ne sais comment vous l'exprimer autrement : elles guérissent la gale et la rogne, les douleurs et les nerfoulures, les rhumatismes et plusieurs autres maladies; elles ne cèdent point, dit-on, à celles de Barbotan : on en use à peu près de même et pour les mêmes infirmités.

Que la nature, Monsieur, est féconde dans ses productions, et qu'elle est admirable dans ses opérations! digne fille de son auteur et de son maître, elle en féconde admirablement bien les intentions et les desseins. En faudrait-il davantage pour justifier à notre égard cette divine providence qui veille sur tout, qui pourvoit à tout, qui dispose de tout avec douceur et avec force comme le sage nous l'enseigne, et pour nous faire concevoir aisément que toutes ces créatures lui sont également chères, que les unes n'ont pas moins de part à ses soins que les autres, et qu'étant chacune en particulier l'ouvrage de ses mains, elle travaille continuellement à leur conservation commune.

Partout où elle permet des besoins, elle offre des ressources proportionnées ; acceptez, sans différer, celles qu'elle vous présente de nos eaux ferrugineuses de Lavardens : tout vous y invite, le caractère de votre mal, l'inutilité de tous les remèdes que vous prenez depuis deux ans, la douceur de la saison, l'empressement de vos amis, et, surtout, les qualités merveilleuses de ses eaux : venez, du moins essayez ce salutaire remède : *tentare non nocet*, il n'en fut peut-être jamais de plus conforme à l'espèce de votre maladie.

N'appréhendez pas, au reste, ces rigoureux préparatifs qui ont toujours fait vos plus vives répugnances ; il ne faut ici ni fatiguer ni purger avant de prendre ces eaux : elles sont trop bienfaisantes d'elles-même, et nos plus habiles médecins le défendent expressément ; bien moins, le faut-il encore après les avoir prises ? Ce serait détruire en un moment ce qu'on aurait édifié avec beaucoup de peine ; ainsi l'ordonne surtout l'illustre M. de Mezamat, ainsi en usent presque tous ceux qui les prennent, ainsi en ai-je usé même ; *experto crede roberto*.

Fut-il jamais un remède plus universel, plus merveilleux et plus aisé tout ensemble : il ne faut que boire à pleine tasse, rire, chanter et dédaigner sans crainte la cruelle lancette, la rebutante rhubarbe, la fade manne et toutes les artificieuses opérations de la meurtrière chimie ; il n'en coûte qu'une légère contrainte, qu'un petit effort à boire sans soif et dès le matin, sans pouvant rien retrancher du repos et du doux sommeil que ces eaux procurent : jalouses de leur mérite naturel, elles ne veulent pas qu'on puisse attribuer à d'autres causes les bons effets qu'elles opèrent.

En voici, Monsieur, un petit détail que j'ai recueilli avec toute l'exactitude dont je puis être capable et dont vous me connaissez jaloux : je suis bien assuré, du moins, que vous ne penserez pas que je fais comme ce charlatan de bonne foi dont parle un savant de nos jours ; il vendait, dit-il, de l'eau de fontaine à trente sols la bouteille : il disait qu'il y avait dans son eau une vertu occulte qui guérissait des plus grands maux ; il en jurait, et jurait vrai, puisque cette eau le guérissait lui-même de la pauvreté qui renferme les plus grands maux. A Dieu ne plaise que, pour vous inspirer de la confiance et de l'amour pour nos Eaux minérales, je trahisse la vérité. Je ne vais vous raconter que ce que j'ai vu ou éprouvé moi-même, ou ce que je tiens de quelques personnes les plus dignes de foi.

Un curé du diocèse d'Agen était attaqué depuis trois ans d'une violente colique, toujours précédée et suivie d'une vive douleur aux reins ; après avoir employé, presque inutilement, toute sorte de remèdes relatifs à son mal, il fut enfin guéri l'automne passée par le seul usage des Eaux de Lavardens ; car, depuis ce temps-là, il n'en a pas eu la plus légère attaque.

Mlle Fleury, d'Auch, qui souffrait depuis longtemps de vives et continuelles douleurs de tête, et bien d'autres infirmités, qui l'avaient réduite à toute extrémité, en a été parfaitement guérie par l'usage de ces mêmes eaux.

M. l'abbé Dubord, votre ancien condisciple, avait une dartre vive qui lui couvrait une partie de la poitrine et la moitié du bras droit, *quod vidi testor ;* il n'avait assurément rien épargné pour se procurer la guérison d'un mal dont on lui faisait beaucoup appréhender les suites ; mais les remèdes qu'il avait pris n'avaient fait que l'irriter davantage : il essaya enfin les eaux de Lavardens, ne sachant plus, comme il dit lui-même, à quel saint se vouer, et il le fit avec tant de succès qu'il est parfaitement guéri.

Mlle Isabeau de Buisson, si recommandable dans vos cantons par sa vertu et sa grande modestie, avait les pâles couleurs depuis longtemps, et souffrait tout ce que l'on peut souffrir dans cette triste maladie ; après avoir vainement tenté toute sorte de remèdes, jusqu'à l'usage de la poudre d'or, fut radicalement guérie l'année passée, pour avoir pris seulement, pendant douze jours, nos eaux ferrugineuses.

Un négociant de Bordeaux qui avait une douleur de tête continuelle et de fréquents éblouissements, me pria, l'été passé, de lui envoyer de nos eaux minérales. O merveille ! En m'en accusant la réception, il m'apprit sa parfaite guérison.

M. D....., Prébendé de l'église métropolitaine Ste-Marie d'Auch, qui avait des langueurs d'estomac qui lui ôtaient entièrement l'appétit et souvent le repos, en a été parfaitement guéri par le seul usage de ces eaux.

Le fils aîné de M. Moras, que vous devez connaître, du moins depuis la plaisante aventure de la patache devant le fort Médoc, avait la fièvre quarte depuis près d'un an, rebuté par la quantité prodigieuse des remèdes qu'il avait pris sans aucun effet, vint enfin la noyer, comme il dit lui-même, dans notre Fontaine-Chaude.

M. Lacoste-Saintost de Beaufort était menacé, pour ne pas dire attaqué d'hydropisie ; la qualité de son sang, des enflures aux jambes, ses auteurs qui en sont morts, tout lui faisait craindre un semblable sort; mais il espère, avec raison, qu'il ne le subira pas : son sang s'est parfaitement raccommodé, ses enflures ont disparu depuis qu'il use des eaux de Lavardens, et je puis vous assurer qu'il ne se porta jamais si bien.

La goutte, la cruelle goutte, avait déjà fait un ravage affreux sur les pieds et les mains de M. le curé de Pellefigue, près de Simorre, lorsqu'un de ses amis lui conseilla de prendre les eaux de Lavardens; il s'y détermina sans peine et avec tant de bonheur, qu'on l'entendit, bientôt après les avoir prises, crier de tous côtés au miracle, et annoncer partout sa parfaite guérison. Je viens d'apprendre ce fait surprenant de M. le prieur du C..... son proche parent.

M. le marquis de....., connu dans toute notre province pour ancien goutteux, raconte à tout le monde, et toujours avec un plaisir nouveau, que, depuis qu'il use des Eaux de Lavardens, il ne souffre plus de douleur de sa goutte, et qu'il espère d'en guérir radicalement.

5

M. Espiau, de Peyrusse-Massas, n'en était peut-être pas moins incommodé, et il est de notoriété publique, qu'il en a été parfaitement guéri par un long usage de ces mêmes eaux.

Mlle Rosalie de Costancau, des environs du Mas-d'Agenais, qui avait depuis longtemps de fâcheuses palpitations de cœur, et de fréquentes défaillances d'estomac, en a été parfaitement guérie, sans avoir employé aucune sorte de remèdes que nos eaux.

Les vénérables sœurs de la Charité du grand hôpital d'Auch, sont des témoignages éclatants de la vertu surprenante de nos eaux minérales; elles ont toujours trouvé, dans leur usage, un salutaire remède à toutes les différentes infirmités qui les ont obligées à les prendre: la sœur Marguerite, du même ordre, actuellement à la manufacture d'Agen, est celle qui en a ressenti les plus merveilleux effets.

Un paysan de Peyrusse, presque épuisé par une fièvre quarte qu'il a portée pendant longtemps, et contre laquelle tous les remèdes imaginables n'avaient rien pu, en a été parfaitement guéri par l'usage de nos Eaux minérales.

J'en ai vu un autre nommé Peyan, de Lavardens, réduit à un tel état de faiblesse, par une fièvre quarte aussi, qu'il ne pouvait aller à pied à la fontaine en question, quoiqu'il n'en fût pas éloigné de mille pas, et, peu de temps après, je le vis parfaitement guéri et plein de vigueur.

Un prêtre de Gimont, servant dans le diocèse de Carcassonne, avait des douleurs d'estomac et un dévoiement continuel depuis

si longtemps , qu'il avait enfin épuisé la science de tous les médecins des environs sans trouver le moindre soulagement à son
mal; on lui ordonna pour dernière ressource d'aller prendre
l'air natal, *malum omem;* il passa en effet deux ou trois mois
chez lui ; mais son mal, loin de diminuer, empirait tous les jours;
réduit aux abois, il consulta le fameux, l'éloquent M. Boas fils,
qui , après avoir mûrement examiné le caractère de sa maladie,
lui ordonna, pour tout remède, d'aller prendre les Eaux de Lavardens. Malgré le triste état de sa santé et la rigueur de la saison (c'était dans le fort de l'hiver et dans les jours les plus rigoureux de l'année), il partit et fut radicalement guéri : ce fait
vient de se passer sous nos yeux.

Mlle Lafiteau, de Cadilhac, avait la jaunisse depuis trois ans,
selon l'opinion de M. Bonijol , un des plus habiles chirur-
giens de nos provinces voisines, contre le sentiment de deux
médecins qui traitaient son mal d'une bile répandue. Quoi qu'il
en soit, rebutée par la multitude étonnante des remèdes qu'elle
avait pris, et n'en prenant plus depuis cinq à six mois, elle fut
parfaitement guérie par l'usage des Eaux de Lavardens, au grand
étonnement des médecins, qui convinrent des merveilles de ces
eaux.

Le sieur Pader, vicaire de Lavardens, qui avait une langueur
d'estomac et un dégoût insupportable, causés, dit-on, par une
bile répandue, fut parfaitement guéri, il y a environ deux ans,
sans avoir usé de pas une autre sorte de remède que les Eaux
minérales de Lavardens.

Le frère de M. le juge de Lavardens avait une douleur rhumatique à un bras, de laquelle il souffrait beaucoup, et qui l'empêchait, par temps, de reposer un moment, en fut guéri l'année passée par lesdites boues de Lavardens, en les appliquant seulement sur la partie douloureuse en forme d'emplâtre.

Un paysan d'alentour, qui avait la gale, après avoir inutilement mis en usage plusieurs remèdes, se vautra deux ou trois fois seulement dans ces boues et en fut d'abord guéri.

Le nommé Vital, du hameau de Leyreté, avait un rhumatisme sur les jambes et sur les cuisses, aussi perclu de ses membres qu'un vrai paralytique, il eut recours aux eaux et aux boues de Lavardens, et bientôt après on le vit entièrement guéri.

Mlle Dufaut, de Lavardens, qui avait de fréquentes attaques d'une colique néphrétique bien caractérisée, en a été admirablement bien guérie par le seul usage de nos eaux ferrugineuses.

Mais, de tous les effets merveilleux que nos Eaux minérales ont produit et produisent visiblement tous les jours, voici sans doute le plus surprenant et qui doit être le moins suspect, M....., Prébendé dans notre métropole d'Auch, avait si fort échauffé son sang que, depuis plus d'un an, il souffrait des douleurs de tête continuelles, des trémoussements et des secousses si violentes en tout son corps, pour ne rien dire de plus, qu'il en a été jeté plus d'une fois de son lit par terre : ce n'est pas tout, son visage couvert d'une dartre affreuse et tout-à-fait semblable à une horrible lèpre, attirait sur lui tous les regards : dans cette triste situation, après avoir vainement tenté toute sorte de remèdes, il alla enfin prendre les eaux de Lavardens, par le sage avis de M. Daubas, son cher médecin, que la mort, cette cruelle, à qui tout rend hommage, vient de nous enlever au grand regret de tout le pays : il ne les eut pas prises durant huit jours, qu'il en éprouva sensiblement l'heureux effet. Le feu de son sang s'amortit, un doux sommeil succéda aux plus fâcheuses insomnies, sa dartre tomba comme par écailles, et nous le vîmes enfin revenir plein de santé et parfaitement guéri. Ce prodige authentique et toujours présent à nos yeux, rendra sans doute à jamais le plus éclatant témoignage au mérite et à la vertu de nos Eaux minérales de Lavardens.

Je serais infini, Monsieur, si je voulais vous raconter tous les effets surprenants qu'elles opèrent ; la voix de la reconnaissance en publie chaque jour, et de tous côtés, mille, aussi merveilleux que nouveaux, qui nous ravissent d'admiration, et qui, gravés de sa main sur l'écorce des arbres qu'elles arrosent, seront des témoignages éternels de ce que je vous en ai dit.

J'ai l'honneur d'être,

Monsieur,

Votre très humble et très affectionné serviteur, ...

A Aucu, ce . . . . juin 1747.

Benedicite fontes Domino. Dan. 3.

APPROBATION.

Nous, soussigné, docteur en médecine et médecin royal de la ville d'Auch, certifions avoir examiné un manuscrit sur la nature et effets des Eaux minérales de Lavardens, que nous estimons être très utile au public.

A Auch, ce 26 juin 1747.

Signé: SOLIRÈNE,

Médecin royal.

RELATION

SUR LES EAUX MINÉRALES DE LA COMMUNE DE LAVARDENS, FAITE
PAR LE CITOYEN J.-F.-H. CORTADE, DOCTEUR EN MÉDECINE DE
L'UNIVERSITÉ DE MONTPELLIER, SUR L'INVITATION QUI LUI EN A
ÉTÉ FAITE PAR LE PRÉFET DU DÉPARTEMENT DU GERS.

La fontaine minérale de Lavardens est située dans un pré et
sur le bord d'un ruisseau qui tarit pendant l'été, dans un vallon
au nord-ouest de la ville et qui en est distant d'une bonne demi-
lieue.

Cette source est très abondante et suffit seule, pendant l'été,
pour faire moudre presque journellement un moulin pendant
quelques heures. Ses eaux sont très claires, limpides et transpa-
rentes : leur gravité spécifique, comparée à celle de l'eau distillée, est d'un degré de moins ou comme de douze à treize ; l'a-
réomètre s'y enfonce presque au même degré, leur chaleur élève
le mercure au thermomètre gradué, selon le principe de Réau-
mur, jusqu'au dix-neuvième degré ; c'est sans doute de ce degré
de chaleur, qui fait que, dans les matinées fraîches, on les trouve
chaudes, que cette fontaine a tiré le nom de *Fontaine-Chaude*.

Les coteaux qui environnent le vallon dans lequel cette source
sourd, sont un assemblage de glaise, de pierre et de sable qui
presque tous ont une couleur d'un rouge plus ou moins foncé ;
on trouve sur leur surface des cailloux blancs et transparents et
des petits fragments d'une pierre semblable au talc qui, lorsque
le soleil brille, réfléchissent la lumière comme des diamants ;

on y rencontre des veines d'une terre maigre, dense, friable, de couleur d'un jaune rouge de la nature de la craie ou du bol.

Ces Eaux sont de la classe des athérées et contiennent un principe ferrugineux qu'on n'y peut méconnaître, d'après leur odeur, leur goût et la terre ferrugineuse de la couleur de la rouille qu'elles déposent.

D'après l'analyse qui en a été faite, elles contiennent d'ailleurs un *sel* marin à base terreuse, un *sel* de Glauber, un *sel* séléniteux et une terre absorbante.

La découverte de ces Eaux est très ancienne; elles étaient en grande réputation déjà en mille six cent quatre-vingt-deux, époque où il fut imprimé à Toulouse un petit *Traité*, intitulé : *Remarques sur les Propriétés des Eaux Minérales, qui sont dans la juridiction de la ville de Lavardens, en Armagnac* (par G. CORTADE, chirurgien juré de Toulouse); il en parut un autre en dix-sept cent quarante-sept, imprimé à Auch, et intitulé : *Lettre d'un M... à un de ses amis, touchant les Eaux Minérales de Lavardens.*

Il résulte des observations rapportées dans ces deux écrits, de celles qui m'ont été transmises par feu mon père, qui a exercé pendant cinquante ans la profession de médecin, et de celles que j'ai été à portée de faire moi-même depuis trente-cinq ans que j'exerce cette même profession, que les propriétés de ces Eaux sont d'être diurétiques, diaphorétiques et légèrement purgatives; elles agissent principalement comme diurétique et diaphorétique dans les tempéraments sanguins et mélancoliques ; elles purgent les bilieux et les pituiteux.

Les maladies pour lesquelles on boit avec fruit les Eaux minérales de Lavardens, sont : les obstructions des viscères du bas-ventre, la jaunisse, la colique d'estomac, les bilieuses, les inappétences, les vomissements, les diarrhées et dyssenteries chroniques ; elles produisent des effets admirables dans les douleurs des néphrétiques, la gravelle, la suppression, les rétentions et les ardeurs d'urine ; elles évacuent une grande quantité de matières boueuses, glaireuses, sablonneuses, et elles ont même fait rendre de petites pierres.

Ces eaux conviennent aussi beaucoup dans les affections hypochondriaques, dans les vapeurs hystériques, dans les pâles couleurs, dans la suppression des menstrues, dans celles des hémorrhoïdes, dans les pertes rouges des femmes, dans les fleurs blanches, dans les palpitations du cœur et les battements de la cœliaque. Elles sont d'un grand secours dans les douleurs de céphalalgie, dans le vertige et même dans l'épilepsie ; elles produisent les meilleurs effets contre la gale, les dartres, les humeurs érésipélateuses, rhumatismales, goutteuses ; elles guérissent les fièvres lentes, les intermittentes invétérées, particulièrement la quarte ; on leur a vu produire des merveilles dans la stérilité, car il y a différentes observations qui prouvent que des femmes qui avaient été stériles pendant plusieurs années ont conçu peu de temps après avoir fait usage de ces eaux. Elles sont encore très efficaces contre les gonorrhées vénériennes. On en a vu disparaître totalement, à la suite de la boisson de ces eaux, qui avaient résisté aux traitements les plus méthodiques. Enfin, nous pouvons assurer que nous nous en sommes servis souvent avec succès lorsque nous avons eu à remédier à des âcretés du sang, même lorsqu'il se trouvait infecté d'un vice scorbutique.

ARRÊTÉ

MINISTÉRIEL D'AUTORISATION DES EAUX MINÉRALES DE LAVARDENS.

Le ministre secrétaire-d'état au département de l'agriculture et du commerce ;

Vu la demande formée par le sieur Branet, domicilié de Lavardens, à l'effet d'obtenir l'autorisation d'exploiter une source d'eau minérale qu'il possède en ladite commune ;

Vu l'analyse faite sur les lieux par MM. Lidange, pharmacien, et Boutan, médecin en chef de l'hôpital d'Auch ;

Vu le rapport de l'Académie royale de médecine, l'avis du conseil municipal de Lavardens et celui du préfet du département du Gers ,

ARRÊTE CE QUI SUIT :

Art. 1er. Le sieur Branet est autorisé à livrer au public les Eaux de la source minérale qu'il possède dans la commune de Lavardens, à la charge par lui de se conformer aux dispositions des lois et règlements sur les Eaux minérales.

Art. 2. Le préfet du département du Gers est chargé de l'exécution du présent Arrêté.

Paris, le 2 juillet 1846.

Signé: L. CUNIN-GRIDAINE.

Pour ampliation :

Le Conseiller d'état, secrétaire-général,

Signé: CAMILLE PAGANEL.

Pour copie conforme :

Le Préfet du Gers,

St-MARSAULT.

Le journal l'*Opinion*, dans son numéro du 27 août 1844, a donné un aperçu des Eaux minérales de Lavardens. Depuis cette époque, M. Branet de Peyrelongue, qui en est le propriétaire, n'a rien négligé pour rendre à ces eaux la juste célébrité dont elles ont joui anciennement. Avec une persévérance digne des plus grands éloges, il a recherché tous les documents qui pouvaient servir à établir les propriétés médicales de cette source. D'après le plan dressé par un de nos meilleurs architectes, il a fait construire un très joli établissement de bains qui renferme toutes les commodités désirables. La source, qui auparavant se trouvait en plein air, a été condamnée et renfermée soigneusement. Des chemins bien viables ont été établis; un vaste hôtel est déjà en construction; enfin, riche des documents qu'il avait recueillis, il s'est adressé à l'autorité supérieure afin d'obtenir l'autorisation nécessaire pour exploiter cette eau minérale. M. le ministre de l'agriculture et du commerce, d'après le rapport favorable de l'Académie royale de médecine, et d'après l'analyse chimique faite sur les lieux par MM. Lidange et Boutan, a, par son arrêté du 2 juillet courant, accordé au sieur Branet l'autorisation qu'il sollicitait.

Rien ne manque donc aujourd'hui pour replacer les Eaux minérales de Lavardens dans le degré d'estime et de considération dont elles ont joui dans le dernier siècle. Le nombre assez considérable de malades qui ont fréquenté cet établissement pendant le courant de l'année dernière, les cures nombreuses et inespérées qui ont été obtenues, la foule de malades qui s'y transporte déjà, tout présage à M. Branet un dédommagement aux soins et aux peines qu'il s'est donnés.

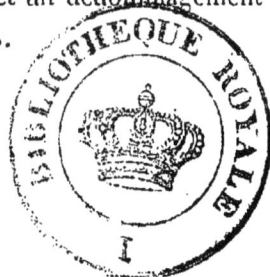

———

BIBLIOTHEQUE ROYALE

262

www.ingramcontent.com/pod-product-compliance
Lightning Source LLC
Chambersburg PA
CBHW032304210326
41520CB00047B/1978